SUR LE SIÉGE

DE LA

FACULTÉ DU LANGAGE ARTICULÉ

AVEC DEUX OBSERVATIONS

D'APHÉMIE

(PERTE DE LA PAROLE)

PAR LE Dr PAUL BROCA

Professeur agrégé à la Faculté de médecine, chirurgien de l'hôpital de Bicêtre.

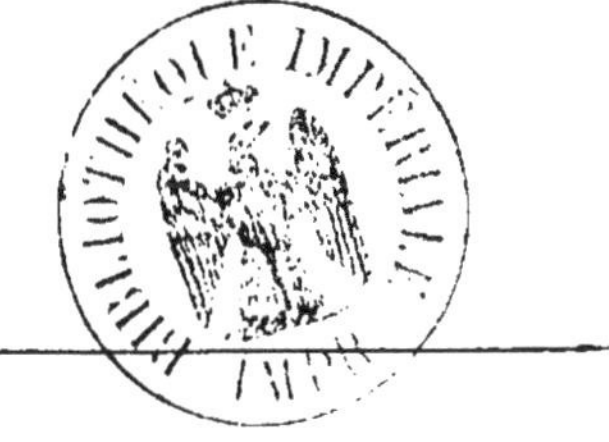

PARIS

VICTOR MASSON ET FILS

PLACE DE L'ÉCOLE-DE-MÉDECINE

1861

EXTRAIT DES BULLETINS DE LA SOCIÉTÉ ANATOMIQUE DE PARIS

(2e série, tome VI, août 1861).

Imprimerie de L. MARTINET, rue Mignon, 2.

REMARQUES SUR LE SIÉGE
DE LA
FACULTÉ DU LANGAGE ARTICULÉ
SUIVIES D'UNE
OBSERVATION D'APHÉMIE

La pièce et l'observation que je présente à la Société anatomique viennent à l'appui des idées que professe M. Bouillaud sur le siége de la faculté du langage. Cette question, à la fois physiologique et pathologique, mérite plus d'attention que la plupart des médecins ne lui en ont accordé jusqu'ici, et la matière est assez délicate, le sujet assez obscur et assez compliqué, pour qu'il me paraisse utile de faire précéder de quelques remarques la relation du fait que j'ai observé.

I.

On sait que l'école phrénologique plaçait à la partie antérieure du cerveau, dans l'une des circonvolutions qui reposent sur la voûte orbitaire, le siége de la faculté du langage. Cette opinion, que l'on avait admise, comme tant d'autres, sans preuve suffisante, et qui d'ailleurs ne reposait que sur une analyse très imparfaite des phénomènes du langage, aurait sans doute disparu avec le reste du système, si M. Bouillaud ne l'eût sauvée du naufrage en lui faisant subir d'importantes modifications, et en l'entourant d'un cortége de preuves empruntées surtout à la pathologie. Sans considérer le langage comme une faculté simple dépendant d'un seul organe cérébral, et sans chercher à circonscrire dans une étendue de quelques millimètres la situation de cet organe, comme l'avait fait l'école de Gall, ce professeur a été conduit par l'analyse d'un grand nombre de faits cliniques, suivis d'autopsies, à admettre que certaines lésions des hémisphères abolissent la parole sans détruire l'intelligence, et que ces lésions ont toujours leur siége dans les lobes antérieurs du cerveau. Il en a conclu qu'il y a quelque part, dans ces lobes, une ou plusieurs circonvolutions qui tiennent sous leur dépendance l'un des éléments essentiels du phénomène complexe de la parole, et c'est ainsi que, moins exclusif que l'école de Gall, il a placé dans les lobes antérieurs, sans spécifier davantage, le siége de la *faculté du langage articulé*, qu'il faut bien se garder de confondre avec la *faculté générale du langage*.

Il y a, en effet, plusieurs espèces de langage. Tout système de signes permettant d'exprimer les idées d'une manière plus ou moins intelligible, plus ou moins complète, plus ou moins rapide, est un langage dans le sens le plus général du mot : ainsi la parole, la mimique, la dactylologie, l'écriture figurative, l'écriture phonétique, etc., sont autant d'espèces de langages.

Il y a une faculté générale du langage qui préside à tous ces modes d'expression de la pensée, et qui peut être définie : la faculté d'établir une relation constante entre une idée et un signe, que ce signe soit un son, un geste, une figure, ou un tracé quelconque. De plus, chaque espèce de langage nécessite le jeu de certains organes d'*émission* et de *réception*. Les organes de réception sont tantôt l'oreille, tantôt la vue, quelquefois même le toucher. Quant aux organes d'émission, ils sont mis en jeu par des muscles volontaires, tels que ceux du larynx, de la langue, du voile du palais, de la face, des membres supérieurs, etc. Tout langage régulier suppose donc l'intégrité : 1° d'un certain nombre de muscles, des nerfs moteurs qui s'y rendent, et de la partie du système nerveux central d'où proviennent ces nerfs ; 2° d'un certain appareil sensorial externe, du nerf sensitif qui en part, et de la partie du système nerveux central où ce nerf va aboutir ; 3° enfin de la partie du cerveau qui tient sous sa dépendance la faculté générale du langage telle que nous venons de la définir.

L'absence ou l'abolition de cette dernière faculté rend impossible toute espèce de langage. Les lésions congénitales ou accidentelles des organes de réception et des organes d'émission peuvent nous priver de l'espèce particulière de langage qui met ces organes à contribution ; mais si la faculté générale du langage persiste en nous avec un degré suffisant d'intelligence, nous pouvons encore suppléer par une autre espèce de langage à celle que nous avons perdue.

Les causes pathologiques qui nous privent d'un moyen de communication ne nous en font ordinairement perdre que la moitié, parce qu'il est assez rare que les organes d'émission et les organes de réception soient affectés en même temps. Par exemple, l'adulte qui devient sourd continue à s'exprimer par la parole, mais pour lui transmettre une idée on se sert d'un langage différent, tel que le geste ou l'écriture. C'est l'inverse qui a lieu lorsqu'une paralysie frappe les muscles de la parole; le malade à qui nous nous adressons dans le langage articulé, nous répond alors dans un autre langage. C'est ainsi que les divers systèmes de communication peuvent se suppléer mutuellement.

Ceci n'est que de la physiologie élémentaire; mais la pathologie a permis de pousser plus loin l'analyse pour ce qui concerne le langage articulé, qui est le plus important et probablement le plus complexe de tous.

Il y a des cas où la faculté générale du langage persiste inaltérée, où l'appareil auditif est intact, où tous les muscles, sans en excepter ceux de la voix et ceux de l'articulation, obéissent à la volonté, et où pourtant une lésion cérébrale abolit le langage articulé. Cette abolition de la parole, chez des individus qui ne sont ni paralysés ni idiots, constitue un symptôme assez singulier pour qu'il me paraisse utile de la désigner sous un nom spécial. Je lui donnerai donc le nom d'*aphémie* (α privatif; φημί, je parle, je prononce); car ce qui manque à ces malades, c'est seulement la faculté d'articuler les mots. Ils entendent et comprennent tout ce qu'on leur dit; ils ont toute leur intelligence; ils émettent des sons vocaux avec facilité; ils exécutent avec leur langue et leurs lèvres des mouvements bien plus étendus et bien plus énergiques que ne l'exigerait l'articulation des sons, et pourtant la réponse parfaitement sensée qu'ils voudraient faire se réduit à un très petit nombre de sons articulés, toujours les mêmes et toujours disposés de la même manière; leur vocabulaire, si l'on peut dire ainsi, se compose d'une courte série de syllabes, quelquefois d'un monosyllabe qui exprime tout, ou plutôt qui n'exprime rien, car ce mot unique est le plus souvent étranger à tous les vocabulaires. Certains malades n'ont même pas ce vestige du langage articulé; ils font de vains efforts sans prononcer une seule syllabe. D'autres ont, en quelque sorte, deux degrés d'articulation. Dans les circonstances ordinaires, ils prononcent invariablement leur mot de prédilection; mais, lorsqu'ils éprouvent un mouvement de colère, ils deviennent capables d'articuler un second mot, le plus souvent un juron grossier, qui leur était familier probablement avant leur maladie, puis ils s'arrêtent après ce dernier effort. M. Auburtin a observé un malade qui vit encore et qui n'a besoin d'aucune excitation pour prononcer ce juron stéréotypé. Toutes ses réponses commencent par un mot bizarre de six syllabes et se terminent invariablement par cette invocation suprême : *Sacré nom de D...*

Ceux qui ont pour la première fois étudié ces faits étranges ont pu croire, faute d'une analyse suffisante, que la faculté du langage, en pareil cas, était abolie; mais elle persiste évidemment tout entière, puisque les malades comprennent parfaitement le langage articulé et le langage écrit; puisque ceux qui ne savent pas ou ne peuvent pas écrire ont assez d'intelligence (et il en faut beaucoup en pareil cas) pour trouver le moyen de communiquer leur pensée, et puisque enfin ceux qui sont lettrés, et qui ont le libre usage de leurs mains, mettent nettement leurs idées sur le papier. Ils connaissent donc le sens et la valeur des mots, sous la forme auditive comme sous la forme graphique. Le langage articulé qu'ils parlaient naguère leur est toujours familier, mais ils ne peuvent exécuter la série de mouvements méthodiques et coordonnés qui correspond à la syllabe cherchée. Ce qui a péri en eux, ce n'est donc pas la faculté du langage, ce n'est pas la mémoire des mots, ce n'est pas non plus l'action des nerfs et des muscles de la phonation et de l'articulation, c'est autre chose, c'est une faculté particulière considérée par M. Bouillaud comme *la faculté de coordonner les mouvements propres au langage articulé*, ou plus simplement comme *la faculté du langage articulé*, puisque sans elle il n'y a pas d'articulation possible.

La nature de cette faculté et la place qu'il faut lui assigner dans la hiérarchie cérébrale peuvent donner lieu à quelque hésitation. N'est-ce qu'une espèce de mémoire, et les individus qui l'ont perdue ont-ils perdu seulement, non la mémoire des mots, mais le souvenir du procédé qu'il faut suivre pour articuler les mots? Sont-ils revenus par là à une condition comparable à celle du jeune enfant qui comprend déjà le langage de ses proches, qui est sensible au blâme et à la louange, qui montre du doigt tous les objets qu'on lui nomme, qui a acquis une foule d'idées simples, et qui, pour les exprimer, ne sait encore balbutier qu'une seule syllabe? Peu à peu, après des efforts innombrables, il réussit à articuler quelques syllabes nouvelles. Pourtant il lui arrive encore souvent de se tromper, et de dire, par exemple, *papa*, lorsqu'il voudrait dire *mama*, parce qu'au moment de prononcer ce dernier mot il ne se souvient plus de la position qu'il faudrait donner à sa langue et à ses lèvres. Bientôt il connaît assez bien le mécanisme de quelques syllabes simples et faciles pour les prononcer à tout coup sans erreur et sans hésitation; mais il hésite et se trompe encore sur les syllabes plus compliquées et plus difficiles, et lorsque enfin il possède bien la pratique de plusieurs monosyllabes, il a besoin d'acquérir une nouvelle expérience pour apprendre à passer tout à coup d'une syllabe à une autre, et pour prononcer, à la place des monosyllabes redoublés qui constituaient son premier vocabulaire, des mots composés de deux ou trois syllabes différentes. Ces perfectionnements graduels du langage articulé chez les enfants sont dus au développement d'une espèce particulière de mémoire qui n'est pas la mémoire des mots, mais celle des mouvements nécessaires pour articuler les mots. Et cette mémoire particulière n'est nullement en rapport avec les autres mémoires ni avec le reste de l'intelligence. J'ai connu un enfant de trois ans qui avait une intelligence et une volonté au-dessus de son âge, qui avait la langue bien conformée, et qui ne savait pas encore parler. Je connais un autre enfant très intelligent qui, à l'âge de vingt et un mois, comprend parfaitement deux langues, qui, par conséquent, possède au plus haut degré la mémoire des mots, et qui jusqu'ici n'a pu s'élever au-dessus de la prononciation des monosyllabes.

Si les adultes qui perdent la parole ont seulement oublié l'art de l'articulation, s'ils sont revenus simplement à la condition où ils étaient avant d'avoir appris à prononcer les mots, il faut ranger la faculté dont la maladie les a privés dans l'ordre des facultés intellectuelles. Cette hypothèse me paraît assez vraisemblable. Il serait possible, toutefois, qu'il en fût autrement, et que l'aphémie fût le résultat d'une *ataxie locomotrice* limitée à la partie de l'appareil nerveux central qui préside aux mouvements de l'articulation des sons. On objecte, il est vrai, que ces malades peuvent exécuter librement avec leur langue et leurs lèvres tous les mouvements autres que ceux de l'articulation ; qu'ils peuvent porter immédiatement, lorsqu'on les en prie, la pointe de leur langue en haut, en bas, à droite ou à gauche, etc. ; mais ces mouvements, quelque précis qu'ils nous paraissent, le sont infiniment moins que les mouvements excessivement délicats qu'exige la parole. Dans l'ataxie locomotrice des membres, on observe que les malades exécutent à volonté tous les grands mouvements : si on leur dit de lever la main, de l'ouvrir, de la fermer, ils le font presque toujours sans hésitation ; mais, quand ils veulent exécuter des mouvements plus précis, saisir, par exemple, d'une certaine manière, un objet de peu de volume, ils vont au delà ou restent en deçà du but ; ils ne savent pas coordonner la contraction de leurs muscles de manière à obtenir une résultante d'une valeur déterminée, et ils se trompent bien moins sur la direction de leurs mouvements que sur la quantité de force qu'il faudrait déployer et sur l'ordre de succession des mouvements partiels dont se compose la préhension des objets. On peut donc se demander si l'aphémie ne serait pas une espèce d'ataxie locomotrice limitée aux muscles de l'articulation des sons, et, s'il en était ainsi, la faculté que les malades ont perdue ne serait pas une faculté intellectuelle, c'est-à-dire une faculté appartenant à la partie pensante du cerveau, ce ne serait qu'un cas particulier de la faculté générale de coordination des actions musculaires, faculté qui dépend de la partie motrice des centres nerveux.

On peut donc faire au moins deux hypothèses sur la nature de la faculté spéciale du langage *articulé*. Dans la première hypothèse, ce serait une faculté supérieure, et l'aphémie serait un trouble intellectuel ; dans la seconde hypothèse, ce serait une faculté d'un ordre beaucoup moins élevé, et l'aphémie ne serait plus qu'un trouble de la locomotion. Quoique cette dernière interprétation me paraisse beaucoup moins probable que l'autre, je n'oserais pourtant pas me prononcer d'une manière catégorique si j'en étais réduit aux seules lumières de l'observation clinique.

Quoi qu'il en soit, sous le rapport de l'analyse fonctionnelle, l'existence de la faculté spéciale du langage articulé, telle que je l'ai définie, ne peut être révoquée en doute, car une faculté qui peut périr isolément, sans que celles qui l'avoisinent le plus soient altérées, est évidemment une faculté indépendante de toutes les autres, c'est-à-dire une faculté spéciale.

Si toutes les facultés cérébrales étaient aussi distinctes, aussi nettement circonscrites que celle-là, on aurait enfin un point de départ positif pour aborder la question si controversée des localisations cérébrales. Il n'en est malheureusement pas ainsi, et le plus grand obstacle aux progrès de cette partie de la physiologie vient de l'insuffisance et de l'incertitude de l'analyse fonctionnelle qui doit nécessairement précéder la recherche des organes en rapport avec chaque fonction.

La science est si peu avancée sur ce point, qu'elle n'a même pas encore trouvé sa base, et ce qui est en contestation aujourd'hui, ce n'est pas tel ou tel système phrénologique, mais le principe même des localisations, c'est-à-dire la question préalable de savoir si toutes les parties du cerveau qui sont affectées à la pensée ont des attributions identiques ou des attributions différentes.

Une communication de M. Gratiolet relative au parallèle cérébral et intellectuel des races humaines, a mis, il y a quelque temps, la Société d'anthropologie de Paris en demeure d'examiner cette importante question, et M. Auburtin, partisan du principe des localisations, a pensé, avec juste raison, que la localisation d'une *seule* faculté suffirait pour établir la vérité de ce principe ; il a donc cherché à démontrer, conformément à la doctrine de son maître M. Bouillaud, que la faculté du langage articulé réside dans les lobes antérieurs du cerveau.

Pour cela, il a d'abord passé en revue une série de cas où une affection cérébrale spontanée avait aboli la faculté du langage articulé sans détruire les autres facultés cérébrales, et où l'on a trouvé à l'autopsie une lésion profonde des circonvolutions antérieures du cerveau. La nature spéciale du symptôme de l'aphémie ne dépendait pas de la nature de la maladie, mais seulement de son siége, puisque la lésion était tantôt un ramollissement, tantôt une apoplexie, tantôt un abcès ou une tumeur. Pour compléter sa démonstration, M. Auburtin a invoqué une autre série de cas où l'aphémie a été la conséquence d'une lésion traumatique des lobes antérieurs du cerveau ; ces faits, suivant lui, équivalent à des vivisections, et il a terminé en disant qu'à sa connaissance on n'avait jamais trouvé les lobes antérieurs du cerveau dans un état d'intégrité complète, ni même dans un état d'intégrité relative, à l'autopsie des individus qui avaient perdu la faculté du langage articulé sans perdre le reste de leur intelligence.

On lui a opposé plusieurs faits remarquables relatifs à des individus qui avaient parlé jusqu'au dernier jour, et chez lesquels pourtant les lobes antérieurs du cerveau étaient le siége de profondes lésions spontanées ou traumatiques; mais il a répondu que cela ne prouvait rien, qu'une lésion, même étendue, des lobes antérieurs pouvait ne pas atteindre la partie de ces lobes où siége la faculté du langage articulé, que l'objection ne serait valable que si toutes les circonvolutions frontales avaient été détruites des deux côtés dans toute leur étendue, c'est-à-dire jusqu'au sillon de Rolando, et que, dans les cas qu'on lui opposait, la destruction de ces circonvolutions n'avait été que partielle. Il a donc reconnu qu'une lésion des lobes antérieurs n'entraîne pas nécessairement la perte de la parole, mais il a maintenu que celle-ci est l'indice certain de celle-là, qu'elle permet de la diagnostiquer, que ce diagnostic a été fait plusieurs fois pendant la vie, et n'a jamais été démenti par l'autopsie; enfin, après avoir cité l'observation d'un individu encore vivant qui présente depuis plusieurs années, de la manière la plus nette, les symptômes de l'aphémie, et qui est actuellement à l'hospice des Incurables, il a déclaré qu'il renoncerait sans retour à la doctrine de M. Bouillaud, si l'autopsie de ce malade ne confirmait pas le diagnostic d'une lésion cérébrale occupant exclusivement ou principalement les lobes antérieurs. (Voy. *Bulletins de la Société d'anthropologie*, t. II, séance du 4 avril 1861.)

J'ai cru devoir résumer en quelques mots cette discussion pour faire ressortir l'intérêt et l'actualité de l'observation que je présente aujourd'hui à la Société anatomique. Sans doute, la valeur des faits n'est pas subordonnée aux circonstances au milieu desquelles on les observe; mais l'impression qu'ils font sur nous en dépend en grande partie, et lorsque, peu de jours après avoir entendu l'argumentation de M. Auburtin, je trouvai un matin, dans mon service, un moribond qui depuis vingt et un ans avait perdu la faculté du langage articulé, je recueillis avec le plus grand soin cette observation, qui semblait venir tout exprès pour servir de pierre de touche à la théorie soutenue par mon collègue.

Jusqu'alors, sans repousser cette théorie, et sans méconnaître en rien l'importance des faits qui lui sont favorables, j'avais éprouvé beaucoup d'hésitation en présence des faits contradictoires qui existent dans la science. Quoique partisan du principe des localisations, je me demandais, et je me demande encore dans quelles limites ce principe est applicable. Il y a un point qui me paraît à peu près établi par l'anatomie comparée, par le parallèle anatomique et physiologique des races humaines, et enfin par la comparaison des variétés individuelles normales, anormales ou pathologiques des hommes de même race, savoir : que les facultés cérébrales les plus élevées, celles qui constituent l'entendement proprement dit, comme le jugement, la réflexion, les facultés de comparaison et d'abstraction, ont leur siége dans les circonvolutions frontales, tandis que les circonvolutions des lobes temporaux, pariétaux et occipitaux sont affectées aux sentiments, aux penchants et aux passions. En d'autres termes, il y a dans l'esprit des groupes de facultés, et dans le cerveau, des groupes de circonvolutions; et les faits acquis jusqu'ici à la science permettent d'admettre, comme je l'ai dit ailleurs, que les grandes régions de l'esprit correspondent aux grandes régions du cerveau. C'est dans ce sens que le principe des localisations me paraît, sinon rigoureusement démontré, du moins extrêmement probable. Mais de savoir si chaque faculté particulière a son siége dans une circonvolution particulière, c'est une question qui me paraît tout à fait insoluble dans l'état actuel de la science.

L'étude des faits relatifs à la perte de la faculté du langage articulé est une de celles qui ont le plus de chance de nous conduire à une solution positive ou négative. L'indépendance de cette faculté est mise en évidence par l'observation pathologique, et quoique l'on puisse élever quelques doutes sur sa nature, quoique l'on puisse se demander, comme on l'a vu plus haut, si elle fait partie des fonctions intellectuelles ou des fonctions cérébrales qui sont en rapport avec la musculation, il est permis de se placer, au moins provisoirement, au point de vue de la première hypothèse, qui déjà, au premier coup d'œil, paraît la plus probable, et en faveur de laquelle l'anatomie pathologique de l'aphémie établit de fortes présomptions. En effet, dans tous les cas où jusqu'ici l'autopsie a pu être pratiquée, on a trouvé la substance des circonvolutions profondément altérée dans une notable étendue; chez quelques sujets la lésion portait même *exclusivement* sur les circonvolutions : d'où il est permis de conclure que la faculté du langage articulé est une des fonctions de la masse circonvolutionnaire. Or, on admet généralement que toutes les facultés dites intellectuelles ont leur siége dans cette partie de l'encéphale, et il paraît dès lors fort probable que, réciproquement, toutes les facultés qui résident dans les circonvolutions cérébrales sont des facultés de l'ordre intellectuel.

En nous plaçant donc à ce point de vue, nous reconnaîtrons aisément que l'anatomie pathologique de l'aphémie peut donner quelque chose de plus que la solution d'une question particulière, et qu'elle peut jeter beaucoup de jour sur la question générale des localisations cérébrales, en fournissant à la physiologie du cerveau un point de départ, ou plutôt un point de comparaison fort précieux. S'il était prouvé, par exemple, que l'aphémie peut être le résultat de lésions affectant indifféremment n'importe quelle circonvolution de n'importe quel lobe cérébral, on aurait le droit d'en conclure non-seulement que la faculté du langage articulé n'est pas localisée, mais encore que très probablement les autres facultés *de même ordre* ne sont pas localisées non plus. S'il était démontré au contraire que les lésions qui abolissent la parole occupent constamment une circonvolution déterminée, on ne pourrait guère se dispenser d'admettre que cette circonvolution est le siége de la faculté du langage articulé, et, l'existence d'une première localisation une fois admise, le principe des localisations par circonvolutions serait établi. Enfin, entre ces deux alternatives extrêmes, il en est une troisième qui pourrait conduire à une doctrine mixte. Supposons, en effet, que les lésions de l'aphémie occupent constamment le même lobe cérébral, mais que, dans ce lobe, elles n'occupent pas constamment la même circonvolution; il en résulterait que la faculté du langage articulé aurait son siége dans une certaine région, dans un certain groupe de circonvolutions, mais non dans une circonvolution particulière, et il deviendrait très probable que les facultés cérébrales sont localisées par régions, et non par circonvolutions.

Il importe donc d'étudier avec le plus grand soin une question spéciale qui peut avoir des conséquences doctrinales si générales et si importantes. Il ne s'agit pas seulement de chercher dans quelles régions du cerveau siégent les lésions de l'aphémie; il faut de plus désigner par leur nom et par leur rang les circonvolutions malades et le degré d'altération de chacune d'elles. Ce n'est pas ainsi qu'on a procédé jusqu'ici. On s'est borné, dans les observations les plus complètes, à dire que la lésion commençait et finissait à tant de centimètres de l'extrémité antérieure de l'hémisphère, à tant de centimètres de la grande scissure médiane ou de la scissure de Sylvius. Mais cela est tout à fait insuffisant, parce que, avec ces indications, quelque minutieuses qu'elles soient, le lecteur ne peut pas deviner quelle est la circonvolution malade. Ainsi, il y a des cas où le mal est situé à la partie la plus antérieure de l'hémisphère; d'autres où il est situé à 5 et même à 8 centimètres en arrière de ce point, et il semble, d'après cela, que le siége de la lésion soit très variable; mais si l'on songe que les trois circonvolutions antéro-postérieures de la convexité du lobe frontal commencent au niveau de l'arcade sourcilière et cheminent côte à côte, d'avant en arrière, pour aller se jeter toutes les trois dans la circonvolution frontale transversale qui forme le bord antérieur du sillon de Rolando; si l'on songe que ce sillon est situé à plus de 4 centimètres en arrière de la suture coronale (1), et

(1) On croit généralement que le sillon de Rolando est situé directement au-dessous de la suture coronale, et M. Gratiolet, d'après cela, accorde une importance toute particulière à l'étude de cette suture, qui permettrait d'établir une relation bien précise entre la région frontale du crâne et les lobes antérieurs du cerveau. Ce serait une donnée infiniment précieuse dans le parallèle des races humaines. Malheureusement, cette donnée est tout à fait inexacte : le cerveau, retiré du crâne et déposé sur une table, s'étale, se déforme, et si l'on mesure alors la longueur du lobe antérieur de l'hémisphère, on trouve qu'elle est à peu près égale à celle de l'os frontal. Mais, en examinant les organes en place, je suis arrivé à un résultat tout à fait différent. Voici comment je procède. Après avoir enlevé les téguments et le péricrâne, j'enfonce des vrilles dans les divers points de la suture coronale, et je pousse à travers les trous de vrille de petites chevilles de bois jusque dans la substance cérébrale. Le crâne est alors ouvert à la scie; le cerveau est enlevé et dépouillé de ses membranes, et j'étudie la situation des chevilles par rapport au sillon de Rolando. J'ai fait cette recherche sur onze sujets du sexe masculin, ayant atteint ou dépassé l'âge adulte, et j'ai trouvé que constamment le sillon de Rolando commence, sur la ligne médiane, à 4 centimètres au moins en arrière de la suture coronale (minimum, 40 millimètres; maximum, 63 millimètres). A sa partie externe, ce sillon, *qui est oblique et non point transversal*, se rapproche de la suture coronale; à 4 centimètres de la ligne médiane, il

que les trois circonvolutions frontales antéro-postérieures occupent plus des deux cinquièmes de la longueur totale du cerveau, — on comprendra que la même circonvolution puisse être atteinte par des lésions situées en des points très différents et très distants les uns des autres. Il est donc beaucoup moins important d'indiquer le niveau du mal que de dire quelles sont les circonvolutions malades.

Ce genre de description est sans doute moins commode que l'autre, car les traités classiques d'anatomie n'ont pas vulgarisé jusqu'ici l'étude des circonvolutions cérébrales que les phrénologistes eux-mêmes ont eu le grand tort de négliger. On s'est laissé dominer par ce vieux préjugé que les circonvolutions cérébrales n'ont rien de fixe, que ce sont de simples plis faits au hasard, comparables aux flexuosités désordonnées des anses intestinales, et ce qui a accrédité cette idée, c'est que les plis *secondaires*, qui dépendent du degré de développement des circonvolutions *fondamentales*, varient non-seulement d'individu à individu, mais souvent même, chez le même individu, d'un hémisphère à l'autre. Il n'en est pas moins vrai que les circonvolutions fondamentales sont fixes et constantes chez tous les animaux de même espèce, et que, considérées dans la série animale, elles se comportent comme autant d'organes parfaitement distincts. La description et l'énumération de ces circonvolutions fondamentales, de leurs connexions et de leurs rapports, ne sauraient trouver place ici. On les trouvera dans les ouvrages spéciaux de MM. Gratiolet et Rodolphe Wagner (1).

n'est plus situé qu'à 2 centimètres au moins, 3 au plus, en arrière de cette suture. Le même procédé m'a permis de constater qu'il y a au contraire une relation assez constante entre la suture lambdoïde et le sillon occipital transverse qui sépare le lobe pariétal du lobe occipital de l'hémisphère. Les chevilles enfoncées dans la suture lambdoïde pénètrent ordinairement dans le sillon occipital ou tout près de là. Je ne les ai jamais trouvées à plus de 15 millimètres de ce sillon, et l'écart est rarement de plus de 5 millimètres.

(1) Gratiolet et Leuret, *Anatomie comparée du système nerveux*, t. II, p. 110, Paris, 1857, in-8. Ce second volume est exclusivement l'œuvre de M. Gratiolet. — Gratiolet, *Mémoire sur les plis cérébraux de l'homme et des primates*, Paris, 1854, in-4, avec atlas in-folio. — Rodolphe Wagner, *Abhandlung über die typischen Verschiedenheiten der Windungen der Hemisphæren*, etc., Göttingen, 1860, in-4, avec atlas, p. 13 à 25. On trouvera plus loin, dans une autre note, une description abrégée des circonvolutions antérieures ou frontales.

Et puisque j'ai exprimé des regrets sur le peu de précision des descriptions relatives aux lésions des hémisphères cérébraux, je signalerai une confusion fâcheuse qui a induit en erreur plusieurs observateurs. Beaucoup de personnes, qui ont l'habitude d'étudier surtout le cerveau par sa face inférieure, s'imaginent que les lobes antérieurs comprennent seulement la partie des hémisphères qui est située en avant du chiasma des nerfs optiques et de l'extrémité antérieure du lobe temporo-sphénoïdal. C'est bien là, en effet, que s'arrête la face *inférieure* des lobes antérieurs ; mais, du côté de la convexité des hémisphères, ces lobes ont une longueur au moins double de la précédente, et se prolongent au-dessus de la scissure de Sylvius, dont ils forment le bord supérieur, jusqu'au sillon de Rolando, qui les sépare des lobes pariétaux. Quand on lit, dans certaines observations, que des malades dont les deux lobes antérieurs étaient *entièrement détruits* ont continué à parler jusqu'au moment de leur mort, il est permis de croire, en l'absence de toute autre indication, que l'auteur a voulu parler surtout de la partie de ces lobes qui recouvre la voûte orbitaire. Il est dit, par exemple, dans la plus célèbre de ces observations, qu'un homme, atteint au front par un éclat de mine, eut les deux lobes antérieurs *entièrement écrasés et réduits en bouillie*. Mais il est clair qu'aucune action traumatique ne peut broyer immédiatement, complétement et d'un seul coup la totalité des deux lobes antérieurs sans écraser en même temps toute la moitié antérieure de l'encéphale, y compris les insula, les corps striés, le corps calleux, la voûte à trois piliers etc., et une semblable lésion n'est pas admissible chez un homme qui avait pu marcher jusqu'à son lit, qui avait conservé toute son intelligence, et qui survécut vingt-quatre heures sans avoir présenté ni contracture ni paralysie. De même, lorsque j'ai montré pour la première fois, dans une réunion de médecins, le cerveau de l'homme dont je publie aujourd'hui l'observation, plusieurs personnes se sont écriées que cette pièce était en contradiction avec les idées de M. Bouillaud, que les lobes antérieurs étaient à peu près sains, que la lésion était presque tout entière en arrière de ces lobes. On va voir pourtant que les circonvolutions frontales (ou antérieures) étaient détruites dans une étendue très considérable.

Mais j'ai à m'excuser d'avoir donné tant de développement à

ces remarques préliminaires. Il est temps de passer à la relation de mon observation d'aphémie.

II.

Aphémie datant de vingt et un ans, produite par le ramollissement chronique et progressif de la seconde et de la troisième circonvolution de l'étage supérieur du lobe frontal gauche.

Le 11 avril 1861, on transporta à l'infirmerie générale de Bicêtre, service de chirurgie, un homme de cinquante et un ans, nommé Leborgne, atteint d'un phlegmon diffus gangréneux de tout le membre inférieur droit, depuis le cou-de-pied jusqu'à la fesse. Aux questions que je lui adressai le lendemain sur l'origine de son mal, il ne répondit que par le monosyllabe *tan*, répété deux fois de suite, et accompagné d'un geste de la main gauche. J'allai aux renseignements sur les antécédents de cet homme, qui était à Bicêtre depuis vingt et un ans. On interrogea tour à tour ses surveillants, ses camarades de division et ceux de ses parents qui vinrent le voir, et voici quel fut le résultat de cette enquête.

Il était sujet, depuis sa jeunesse, à des attaques d'épilepsie; mais il avait pu prendre l'état de formier qu'il exerça jusqu'à l'âge de trente ans. A cette époque, il perdit l'usage de la parole, et ce fut pour ce motif qu'il fut admis comme infirme à l'hospice de Bicêtre. On n'a pu savoir si la perte de la parole était survenue lentement ou rapidement, ni si quelque autre symptôme avait accompagné le début de cette affection.

Lorsqu'il arriva à Bicêtre, il y avait déjà deux ou trois mois qu'il ne parlait plus. Il était alors parfaitement valide et intelligent, et ne différait d'un homme sain que par la perte du langage articulé. Il allait et venait dans l'hospice où il était connu sous le nom de *Tan*. Il comprenait tout ce qu'on lui disait; il avait même l'oreille très fine; mais, quelle que fût la question qu'on lui adressât, il répondait toujours : *tan*, *tan*, en y joignant des gestes très variés au moyen desquels il réussissait à exprimer la plupart de ses idées. Lorsque ses interlocuteurs ne comprenaient pas sa mimique, il se mettait aisément en colère, et ajoutait alors à son vocabulaire un gros juron, un seul, et le même précisément que j'ai indiqué plus haut, en parlant d'un malade observé par M. Auburtin. *Tan* passait pour égoïste, vindicatif, méchant, et ses camarades, qui le détestaient, l'accusaient même d'être voleur. Ces défauts pouvaient être dus en grande partie à la lésion cérébrale ; toutefois ils n'étaient pas assez prononcés pour paraître pathologiques, et, quoique le malade fût à Bicêtre, on n'eut jamais la pensée de le faire passer dans la division des aliénés. On le considérait au contraire comme un homme parfaitement responsable de ses actes.

Il y avait déjà dix ans qu'il avait perdu la parole lorsqu'un nouveau symptôme se manifesta : les muscles du bras droit s'affaiblirent graduellement, et finirent par être entièrement paralysés. *Tan* continuait à marcher sans difficulté, mais la paralysie du mouvement gagna peu à peu le membre inférieur droit, et, après avoir traîné la jambe pendant quelque temps, le malade dut se résigner à garder constamment le lit. Il s'était écoulé environ quatre ans depuis le début de la paralysie du bras jusqu'au moment où celle du membre abdominal avait été assez avancée pour rendre la station tout à fait impossible. Il y avait donc à peu près sept ans que *Tan* était alité lorsqu'il fut conduit à l'infirmerie. Cette dernière période de sa vie est celle sur laquelle nous avons le moins de renseignements. Comme il était devenu incapable de nuire, ses camarades ne s'occupaient plus de lui, si ce n'est pour s'amuser quelquefois à ses dépens (ce qui lui donnait de vifs accès de colère), et il avait perdu la petite célébrité que la singularité de sa maladie lui avait donnée autrefois dans l'hospice. On s'était aperçu que sa vue baissait notablement depuis environ deux ans. C'était la seule aggravation qu'on eût remarquée depuis qu'il gardait le lit. Du reste, il n'avait jamais été gâteux ; on ne changeait ses draps qu'une fois par semaine, de telle sorte que le phlegmon diffus pour lequel il fut transporté à l'infirmerie le 11 avril 1861, ne fut reconnu par les infirmiers que lorsqu'il eut fait des progrès considérables et envahi la totalité du membre abdominal droit, depuis le pied jusqu'à la fesse.

L'étude de ce malheureux, qui ne pouvait parler et qui, étant paralysé de la main droite, ne pouvait écrire, offrait bien quelque difficulté. Il était d'ailleurs dans un état général tellement grave,

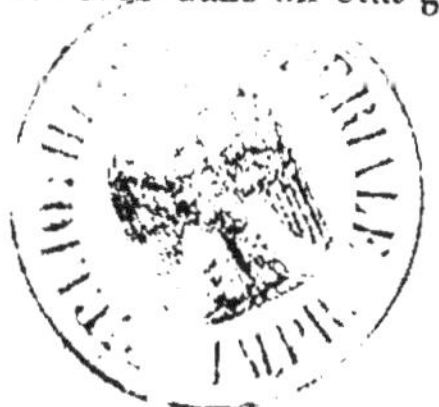

qu'il y aurait eu cruauté à le tourmenter par de trop longues investigations.

Je constatai toutefois que la sensibilité générale était partout conservée, quoiqu'elle le fût inégalement. La moitié droite du corps était moins sensible que l'autre, et cela avait contribué sans doute à atténuer la douleur du phlegmon diffus. Le malade n'en souffrait pas beaucoup lorsqu'on n'y touchait pas, mais la palpation était douloureuse, et quelques incisions, que je fus obligé de pratiquer, provoquèrent de l'agitation et des cris.

Les deux membres droits étaient complétement paralysés du mouvement; les deux autres membres obéissaient à la volonté, et, quoique affaiblis, pouvaient, sans aucune hésitation, exécuter tous les mouvements. L'émission des urines et des matières fécales était naturelle, mais la déglutition se faisait avec quelque difficulté; la mastication, au contraire, se faisait très bien. Le visage n'était pas dévié; toutefois, dans l'action de souffler, la joue gauche paraissait un peu plus gonflée que la droite, ce qui indiquait que les muscles de ce côté de la face étaient un peu affaiblis. Il n'y avait aucune tendance au strabisme. La langue était parfaitement libre; elle n'était nullement déviée; le malade pouvait la mouvoir en tous sens et la tirer hors de la bouche. Les deux moitiés de cet organe étaient d'une égale épaisseur. La difficulté de déglutition que je viens de signaler était due à la paralysie commençante du pharynx, et non à la paralysie de la langue, car c'était seulement le troisième temps de la déglutition qui était laborieux. Les muscles du larynx ne paraissaient nullement altérés, le timbre de la voix était naturel, et les sons que le malade rendait pour prononcer son monosyllabe étaient parfaitement purs.

L'ouïe avait gardé sa finesse : *Tan* entendait bien le bruit de la montre; mais sa vue était affaiblie; quand il voulait regarder l'heure, il était obligé de prendre la montre lui-même avec sa main gauche et de la placer dans une position particulière, à 20 centimètres environ de l'œil droit, qui paraissait meilleur que le gauche.

L'état de l'intelligence n'a pu être exactement déterminé. Il est certain que *Tan* comprenait presque tout ce qu'on lui disait; mais, ne pouvant manifester ses idées ou ses désirs que par les mouvements de sa main gauche, notre moribond ne pouvait pas se faire comprendre aussi bien qu'il comprenait les autres. Les réponses numériques étaient celles qu'il faisait le mieux, en ouvrant ou fermant les doigts. Je lui demandai plusieurs fois depuis combien de jours il était malade? il répondit tantôt cinq jours, tantôt six jours. Depuis combien d'années il était à Bicêtre? il ouvrit la main quatre fois de suite, et fit l'appoint avec un seul doigt; cela faisait vingt et un ans, et l'on a vu plus haut que ce renseignement était parfaitement exact. Le lendemain, je répétai la même question, et j'obtins la même réponse; mais, lorsque je voulus y revenir une troisième fois, *Tan* comprit que je lui faisais faire un exercice; il se mit en colère, et articula le juron déjà nommé que je n'ai entendu de sa bouche qu'une seule fois. Je lui présentai ma montre deux jours de suite. L'aiguille des secondes ne marchait pas; il ne pouvait par conséquent distinguer les trois aiguilles qu'à leur forme ou à leur longueur; néanmoins, après avoir examiné la montre pendant quelques instants, il put chaque fois indiquer l'heure avec exactitude. Il est donc incontestable que cet homme était intelligent, qu'il pouvait réfléchir, et qu'il avait conservé, dans une certaine mesure, la mémoire des choses anciennes. Il pouvait même comprendre des idées assez compliquées : ainsi je lui demandai dans quel ordre ses paralysies s'étaient succédé; il fit d'abord avec l'index de la main gauche un petit geste horizontal qui voulait dire : compris! puis il me montra successivement sa langue, son bras droit et sa jambe droite. C'était parfaitement exact, à cela près qu'il attribuait la perte de la parole à la paralysie de la langue, ce qui était bien naturel.

Pourtant, diverses questions auxquelles un homme d'une intelligence ordinaire aurait trouvé le moyen de répondre par le geste, même avec une seule main, sont restées sans réponse. D'autres fois on n'a pu saisir le sens de certaines réponses, ce qui paraissait impatienter beaucoup le malade; d'autres fois, enfin, la réponse était claire, mais fausse : ainsi, quoiqu'il n'eût pas d'enfants, il prétendait en avoir. Il n'est donc pas douteux que l'intelligence de cet homme avait subi une atteinte profonde, soit sous l'influence de son affection cérébrale, soit sous l'influence de la fièvre qui le dévorait; mais il était évidemment bien plus intelligent qu'il ne faut l'être pour parler.

Il résultait clairement des renseignements obtenus et de l'état présent du malade qu'il existait une lésion cérébrale progressive, qui, dans l'origine et pendant les dix premières années de la maladie, était restée limitée à une région assez circonscrite, et qui, dans cette première période, n'avait atteint ni les organes de motilité, ni les organes de sensibilité ; qu'au bout de dix ans, la lésion s'était propagée à un ou plusieurs organes de motilité, en respectant encore les organes de sensibilité ; et que, plus récemment enfin, la sensibilité générale s'était émoussée en même temps que la vision, surtout la vision de l'œil gauche. La paralysie complète du mouvement occupant les deux membres du côté *droit*, et la sensibilité de ces deux membres étant en outre un peu affaiblie, la lésion cérébrale principale devait occuper l'hémisphère *gauche*, et ce qui confirmait cette opinion, c'était la paralysie incomplète des muscles de la joue *gauche* et de la rétine du même côté ; car il est inutile de rappeler que les paralysies de cause cérébrale sont croisées pour le tronc et les membres, et directes pour la face.

Il s'agissait maintenant de déterminer plus exactement, si c'était possible, le siége de la lésion primitive, et, quoique la dernière discussion de la Société d'anthropologie eût laissé planer quelque doute sur la doctrine de M. Bouillaud, je voulus, dans l'attente d'une autopsie prochaine, raisonner comme si cette doctrine était vraie ; c'était le meilleur moyen de la mettre à l'épreuve. M. Auburtin ayant déclaré quelques jours auparavant qu'il y renoncerait si on lui montrait un seul cas d'aphémie bien caractérisée sans lésion des lobes antérieurs, je l'invitai à venir voir mon malade pour savoir avant tout quel serait son diagnostic, et si cette observation était une de celles dont il accepterait le résultat comme concluant. Malgré les complications qui étaient survenues depuis onze ans, mon collègue trouva l'état actuel et les antécédents suffisamment clairs, pour affirmer sans hésitation que la lésion avait dû débuter dans l'un des lobes antérieurs.

Raisonnant d'après cette donnée pour compléter le diagnostic, je considérai que le corps strié était l'organe moteur le plus rapproché des lobes antérieurs ; c'était sans doute en se propageant graduellement à cet organe que la lésion primitive avait produit l'hémiplégie. Le diagnostic probable était donc : lésion primitive du lobe antérieur gauche, propagée au corps strié du même côté. Quant à la nature de cette lésion, tout indiquait qu'il s'agissait d'un ramollissement chronique à marche progressive, mais extrêmement lente, car l'absence de tout phénomène de compression excluait l'idée d'une tumeur intra-crânienne.

Le malade mourut le 17 avril, à onze heures du matin. L'autopsie fut pratiquée le plus tôt possible, c'est-à-dire au bout de vingt-quatre heures. La température était peu élevée. Le cadavre ne présentait aucun signe de putréfaction. Le cerveau fut montré quelques heures après à la Société d'anthropologie, puis plongé immédiatement dans l'alcool. Cet organe était tellement altéré, qu'il a fallu de très grandes précautions pour le conserver. Ce n'est qu'au bout de deux mois et après plusieurs changements de liquide, que la pièce a commencé à se raffermir. Aujourd'hui elle est en parfait état, et elle est déposée dans le musée Dupuytren sous le n° 55, *a*, *du système nerveux*.

Je passe sous silence les détails relatifs au phlegmon diffus. Les muscles des deux membres droits étaient entièrement graisseux et réduits à un petit volume. Tous les viscères étaient sains, excepté l'encéphale.

Le crâne a été ouvert à la scie avec beaucoup de soin. Toutes les sutures sont soudées ; l'épaisseur des os est un peu accrue ; le diploé est remplacé par du tissu compacte. La surface interne de la voute crânienne présente dans toute son étendue une apparence de fine vermoulure, indice certain d'une ostéite chronique (n° 55, *b*).

La face externe de la dure-mère est rouge et très vasculaire ; cette membrane est très épaisse, très vasculaire, comme charnue, et tapissée intérieurement d'une couche pseudo-membraneuse infiltrée de sérosité, et d'apparence lardacée. La dure-mère et la fausse membrane réunies ont une épaisseur moyenne de 5 millimètres (minimum, 3 millimètres ; maximum, 8) ; d'où il résulte nécessairement que l'encéphale a dû perdre une notable partie de son volume primitif.

La dure-mère enlevée, la pie-mère apparaît très injectée en certains points, épaissie partout, et, par places, opaque, infiltrée d'une matière plastique jaunâtre qui a la couleur du pus, mais qui est solide, et qui, examinée au microscope, ne renferme pas de globules purulents.

Sur la partie latérale de l'hémisphère gauche, au niveau de la scissure de Sylvius, la pie-mère est soulevée par une collection de sérosité transparente, qui se loge dans une large et profonde dépression de la substance cérébrale. Ce liquide étant évacué par une ponction, la pie-mère s'affaisse, se déprime profondément, et il en résulte une cavité allongée d'une capacité équivalente au volume d'un œuf de poule, correspondant à la scissure de Sylvius, et séparant par conséquent le lobe frontal du lobe temporal. Elle se prolonge en arrière jusqu'au niveau du sillon de Rolando, qui sépare, comme on sait, les circonvolutions antérieures ou frontales des circonvolutions pariétales. La lésion est donc située tout entière en avant de ce sillon, et le lobe pariétal est sain, au moins d'une manière relative, car aucune partie des hémisphères n'est dans un état d'intégrité absolue.

En incisant et écartant la pie-mère au niveau de la cavité que je viens d'indiquer, on reconnaît au premier coup d'œil que celle-ci correspond non à une dépression, mais à une perte de substance de la masse cérébrale ; le liquide qui la remplissait y a été exhalé consécutivement pour remplir le vide à mesure qu'il se formait, comme cela a lieu dans le ramollissement chronique des couches superficielles du cerveau ou du cervelet. L'étude des circonvolutions qui limitent la cavité montre effectivement qu'elles sont le siége d'un de ces ramollissements chroniques dont la marche est assez lente pour que les molécules cérébrales, dissociées en quelque sorte une à une, puissent se résorber et être remplacées par une exhalation de sérosité (1). Une partie notable de l'hémisphère gauche a été ainsi détruite graduellement ; mais le ramollissement s'étend bien au delà des limites de la cavité ; celle-ci n'est nullement circonscrite, et ne peut sous aucun rapport être comparée à un kyste. Ses parois, presque partout irrégulières, anfractueuses, sont constituées par la substance cérébrale elle-même, qui est extrêmement ramollie à ce niveau, et dont la couche la plus interne, en contact

(1) Ce n'est pas ainsi que les choses se passent dans le ramollissement qui débute dans la couche médullaire des circonvolutions : c'est seulement lorsque la lésion a son point de départ sous la pie-mère, c'est-à-dire dans la couche corticale des circonvolutions, que la substance ramollie et lentement résorbée est remplacée par de la sérosité. J'ai observé les diverses phases de ce mécanisme sur le cervelet aussi bien que sur le cerveau. La première pièce que j'ai recueillie (et que j'ai présentée en janvier 1861 à la Société anatomique) m'avait d'abord embarrassé ; mais depuis lors plusieurs autres ont levé mes doutes.

direct avec la sérosité exhalée, était en voie de dissolution lente et graduelle lorsque le malade a succombé. Seule, la paroi inférieure est lisse et offre une consistance assez ferme.

Il est clair, par conséquent, que le foyer primitif du ramollissement existait là où se trouve aujourd'hui la perte de substance, que le mal s'est ensuite étendu de proche en proche par continuité de tissu, et que le point où il a débuté doit être cherché, non parmi les organes actuellement ramollis ou en voie de ramollissement, mais parmi ceux qui sont plus ou moins complétement détruits. Nous allons donc, d'après l'inspection des parties qui limitent la perte de substance, dresser la liste de celles qui ont disparu.

La cavité que nous allons décrire est située, comme on l'a déjà vu, au niveau de la scissure de Sylvius ; elle est comprise par conséquent entre le lobe frontal et le lobe temporo-sphénoïdal, et si les organes qui l'entourent n'étaient que refoulés sans être détruits, on devrait trouver sur son bord inférieur ou temporal la *circonvolution marginale inférieure*, sur son bord supérieur ou frontal la *troisième circonvolution frontale* (1), et enfin, sur sa paroi pro-

(1) Il m'a paru nécessaire, pour l'intelligence de ce qui va suivre, de rappeler ici très sommairement la disposition et les rapports des organes cérébraux que je devrai mentionner.

Le lobe antérieur du cerveau comprend toute la partie de l'hémisphère située au-dessus de la scissure de Sylvius, qui le sépare du lobe temporo-sphénoïdal, et en avant du sillon de Rolando, qui le sépare du lobe pariétal. La situation de ce dernier sillon a été précisée dans une note précédente (p. 13). Sa direction est presque transversale ; partant de la ligne médiane, il va presque en ligne droite, et en décrivant à peine de légères flexuosités, aboutir en bas et en dehors à la scissure de Sylvius, qu'il rencontre presque à angle droit, en arrière du bord postérieur du lobe de l'*insula*.

Le lobe antérieur du cerveau se compose de deux *étages*, l'un inférieur ou orbitaire, formé de plusieurs circonvolutions dites *orbitaires*, qui reposent sur la voûte de l'orbite, et dont je n'aurai pas à parler ; l'autre supérieur, situé sous l'écaille de l'os frontal et sous la partie la plus antérieure du pariétal.

Cet étage supérieur se compose de quatre circonvolutions fondamentales, qu'on appelle les *circonvolutions frontales* proprement dites : l'une est postérieure, les autres sont antérieures. La postérieure, peu flexueuse, forme le bord antérieur du sillon de Rolando ; elle est donc presque transversale, et elle remonte de dehors en dedans, de la scissure de Sylvius à la grande scissure médiane qui reçoit la faux du cerveau : c'est pourquoi on la désigne indifféremment sous les noms de *circonvolution frontale postérieure*, *transversale* ou *ascendante*. Les trois autres circonvolutions de l'étage supérieur sont très flexueuses, très compliquées, et il faut une certaine habitude pour les distinguer dans toute leur longueur, en évitant de confondre les sillons fondamen-

fonde, le *lobe de l'insula*. Or, il n'en est rien. 1° Le bord inférieur de la cavité est limité par la seconde circonvolution temporo-sphé-

taux qui les séparent, avec les sillons secondaires qui séparent les plis de second ordre, et qui varient, suivant les individus, d'après le degré de complication, c'est-à-dire d'après le degré de développement des circonvolutions fondamentales. Ces trois circonvolutions antérieures sont antéro-postérieures, et, cheminant côte à côte, parcourent d'avant en arrière toute la longueur du lobe frontal. Elles commencent au niveau de l'arcade sourcilière, où elles se réfléchissent pour se continuer avec les circonvolutions de l'étage inférieur, et elles vont aboutir, en arrière, à la circonvolution frontale transversale, dans laquelle elles se jettent toutes trois. Elles portent les noms de *première, seconde* et *troisième circonvolutions frontales*. On peut encore les appeler *interne, moyenne* et *externe ;* mais les noms ordinaux ont prévalu.

La *première* longe la grande scissure du cerveau ; elle présente constamment, dans l'espèce humaine, un sillon antéro-postérieur plus ou moins complet qui la divise en deux plis de second ordre. On l'a donc subdivisée en deux circonvolutions ; mais l'anatomie comparée montre que ces deux plis ne forment qu'une seule circonvolution fondamentale.

La *seconde circonvolution frontale* n'offre rien de particulier ; il n'en est pas de même de la *troisième*, qui est la plus externe. Celle-ci présente un bord supérieur ou interne contigu avec le bord flexueux de la circonvolution moyenne, et un bord inférieur ou externe dont les rapports diffèrent suivant qu'on les examine en avant ou en arrière. Dans sa moitié antérieure, ce bord est en contact avec le bord externe de la circonvolution orbitaire la plus externe. Dans sa moitié postérieure, il est libre, au contraire, et séparé du lobe temporo-sphénoïdal par la scissure de Sylvius, dont il forme le bord supérieur. C'est à cause de ce dernier rapport que la troisième circonvolution frontale est quelquefois désignée sous le nom de *circonvolution marginale supérieure.*

Ajoutons que le bord inférieur de la scissure de Sylvius est formé par la circonvolution supérieure du lobe temporo-sphénoïdal, laquelle est appelée pour cela *circonvolution marginale inférieure.* C'est un pli antéro-postérieur, mince et presque rectiligne, qui est séparé de la seconde circonvolution temporo-sphénoïdale par un sillon parallèle à la scissure de Sylvius. Ce sillon est désigné sous le nom de *scissure parallèle* (sous-entendu *à la scissure de Sylvius*).

Enfin, lorsqu'on écarte les deux circonvolutions marginales, supérieure et inférieure, de la scissure de Sylvius, on aperçoit une éminence large et peu saillante dont le sommet donne naissance à cinq petites circonvolutions simples, ou plutôt à cinq plis rectilignes radiés en éventail : c'est le *lobe de l'insula* qui recouvre le noyau extra-ventriculaire du corps strié, et qui, s'élevant du fond de la scissure de Sylvius, se trouve en continuité de substance, par sa couche corticale, avec la partie la plus enfoncée des deux circonvolutions marginales, par sa couche médullaire avec le noyau extra-ventriculaire du corps strié. Il résulte de ce rapport qu'une lésion qui se propage, par voie de continuité, du lobe frontal au lobe temporo-sphénoïdal, ou réciproquement, passe presque nécessairement par le lobe de l'*insula*, et que de là elle a toute chance de se propager au noyau extra-ventriculaire du corps strié, attendu que la substance propre de l'*insula*, qui sépare ce noyau de la surface du cerveau, ne forme qu'une couche fort mince.

noïdale, qui est d'ailleurs bien entière et qui possède une consistance assez ferme. La circonvolution marginale inférieure a donc été détruite dans toute son épaisseur, c'est-à-dire jusqu'à la *scissure parallèle*. 2° La paroi profonde de la cavité ne présente plus de traces du lobe de l'insula ; ce lobe est entièrement détruit, ainsi que la moitié interne du noyau extra-ventriculaire du corps strié ; enfin, la perte de substance se prolonge de ce côté jusque dans la partie antérieure du noyau ventriculaire du corps strié, de telle sorte que notre cavité communique, par une ouverture longue d'un demi-centimètre et à bords irréguliers, avec le ventricule latéral du cerveau. 3° Enfin, le bord supérieur, ou plutôt la paroi supérieure de la cavité, empiète considérablement sur le lobe frontal, qui présente à ce niveau une échancrure large et profonde. La moitié postérieure de la troisième circonvolution frontale est complétement détruite dans toute son épaisseur ; la seconde circonvolution frontale est un peu moins altérée. Ses deux tiers externes au moins ont disparu, et le tiers externe, qui se retrouve encore, est extrêmement ramolli. En arrière, le tiers inférieur de la circonvolution frontale transversale est détruit, dans toute son épaisseur, jusqu'au sillon de Rolando.

En résumé, par conséquent, les organes détruits sont les suivants :

La petite circonvolution marginale inférieure (lobe temporo-sphénoïdal) ; les petites circonvolutions du lobe de l'insula, et la partie subjacente du corps strié ; enfin, sur le lobe frontal, la partie inférieure de la circonvolution transversale, et la moitié postérieure des deux grandes circonvolutions désignées sous les noms de seconde et troisième circonvolutions frontales. Des quatre circonvolutions qui forment l'étage supérieur du lobe frontal, une seule, la première et la plus interne, a conservé non son intégrité, car elle est ramollie et atrophiée, mais sa continuité ; et si l'on rétablit par la pensée toutes les parties qui ont disparu, on trouve que les trois quarts au moins de la cavité ont été creusés aux dépens du lobe frontal.

Il s'agit maintenant de déterminer le point où la lésion a dû débuter. Or, l'examen de la cavité laissée par la perte de substance montre tout d'abord que le centre du foyer correspond au lobe frontal. Par conséquent, si le ramollissement s'était propagé uniformément en tous sens, ce serait bien ce lobe qui aurait été le point de départ du mal. Mais ce n'est pas seulement l'étude de la cavité qui doit nous guider, nous devons tenir compte aussi de l'état des parties qui l'entourent. Ces parties sont très inégalement ramollies, elles le sont surtout dans une étendue très variable. Ainsi la seconde circonvolution temporale, qui limite inférieurement le foyer, présente une surface lisse et une consistance assez ferme; elle est ramollie, sans doute, mais elle ne l'est pas beaucoup, et elle ne l'est que dans sa couche superficielle. Du côté opposé, sur le lobe frontal, le ramollissement est, au contraire, presque diffluent au voisinage du foyer; à mesure qu'on s'en éloigne, la substance cérébrale se raffermit graduellement, mais le ramollissement s'étend, en réalité, jusqu'à une distance considérable, et atteint presque tout le lobe frontal. C'est donc surtout dans ce lobe que le ramollissement s'est propagé, et il est à peu près certain que les autres parties n'ont été envahies que consécutivement.

Si l'on cherchait à préciser davantage, on remarquerait que la troisième circonvolution frontale est celle qui présente la perte de substance la plus étendue, qu'elle est non-seulement coupée en travers au niveau de l'extrémité antérieure de la scissure de Sylvius, mais encore entièrement détruite dans toute sa moitié postérieure, qu'elle a subi à elle seule une perte de substance égale à la moitié environ de la perte de substance totale; que la seconde circonvolution ou circonvolution moyenne, quoique très profondément entamée, conserve encore sa continuité à sa partie la plus interne, et que par conséquent, selon toutes probabilités, c'est dans la troisième circonvolution frontale que le mal a débuté.

Les autres parties des hémisphères sont relativement saines; elles sont, il est vrai, un peu moins fermes que d'habitude, et on peut dire que toutes les parties extérieures de l'encéphale ont subi une atrophie notable, mais elles ont conservé leur forme, leur continuité, leur aspect normal. Quant aux parties profondes, j'ai renoncé à les étudier, afin de ne pas détruire la pièce qu'il me paraissait important de déposer dans le Musée. Toutefois, l'ouverture qui faisait communiquer avec l'extérieur la partie antérieure du ventricule latéral gauche s'étant agrandie malgré moi pendant la dissection de la pie-mère, j'ai pu examiner à demi la surface interne de ce ventricule, et j'ai vu que tout le corps strié était plus ou moins ramolli, mais que la couche optique avait sa couleur, son volume et sa consistance normaux.

L'encéphale tout entier, *pesé avec la pie-mère*, après l'évacuation du liquide qui remplissait le foyer, ne dépasse pas le poids de 987 grammes. Il est donc inférieur de près de 400 grammes au poids moyen du cerveau chez les *hommes* de cinquante ans. Cette perte considérable porte presque entièrement sur les hémisphères cérébraux. On sait, en effet, que le reste de l'encéphale à l'état normal n'atteint jamais le poids de 200 grammes, et reste presque constamment au-dessous de 180. Or, le cervelet, la protubérance et le bulbe, quoique peu volumineux sur notre sujet, ne sont certainement pas beaucoup au-dessous de la moyenne, et en supposant, par impossible, qu'ils eussent perdu le quart de leur poids, cela ne rendrait compte que d'une partie minime de la déperdition totale.

La destruction des organes qui entourent la scissure de Sylvius de l'hémisphère gauche contribue, sans doute, beaucoup à diminuer le poids du cerveau ; mais j'ai fait, dans un cerveau sain, une perte de substance de même étendue, et la masse que j'ai enlevée ainsi ne pesait pas tout à fait 50 grammes. Il est donc infiniment probable que les hémisphères cérébraux ont subi, dans toute leur étendue, une atrophie assez notable, et cette probabilité se change en certitude si l'on songe à l'épaisseur considérable des méninges et de la fausse membrane arachnoïdienne, épaisseur, qui s'élève, en certains points, à 5 ou 6 millimètres.

Après avoir décrit les lésions, et cherché à en déterminer la nature, le siége et la marche anatomique, il importe de comparer ces résultats avec ceux de l'observation clinique, afin d'établir, si c'est possible, un rapport entre les symptômes et les désordres matériels.

L'inspection anatomique montre que la lésion était encore en voie de propagation lorsque le malade a succombé. Cette lésion a donc été progressive, mais elle a marché avec beaucoup de lenteur, puisqu'elle a mis vingt et un ans à détruire une partie assez limitée de la masse cérébrale. Il est permis de croire, par conséquent, qu'il y a eu au commencement une longue période pendant laquelle elle ne dépassait pas les limites de l'organe où elle avait débuté. Or, on a vu que le foyer primitif du mal était situé dans le lobe frontal, et très probablement dans la troisième circonvolution frontale. Cela nous conduit à admettre qu'au point de vue de l'anatomie pathologique il y a eu deux périodes : l'une dans laquelle une seule circonvolution frontale (probablement la troisième) était altérée ; l'autre, dans laquelle le mal s'est propagé de proche en proche à d'autres circonvolutions, au lobe de l'insula et au noyau extra-ventriculaire du corps strié.

Si maintenant nous examinons la succession des symptômes, nous trouvons également deux périodes : une première période qui a duré dix ans, pendant laquelle la faculté du langage était abolie, et où toutes les autres fonctions de l'encéphale étaient intactes ; et une seconde période de onze ans, pendant laquelle une paralysie du mouvement d'abord partielle, puis absolument complète, a envahi successivement le membre supérieur et le membre inférieur du côté droit.

Cela posé, il est impossible de méconnaître qu'il y a eu correspondance entre les deux périodes anatomiques et les deux périodes symptomatologiques. Nul n'ignore que les circonvolutions cérébrales ne sont pas des organes moteurs. Le corps strié de l'hémisphère gauche est donc de tous les organes lésés le seul où l'on puisse chercher la cause de la paralysie des deux membres droits, et la seconde période clinique, celle où la motilité a été altérée, correspond ainsi à la seconde période anatomique, c'est-à-dire à celle où le ramollissement, débordant les limites du lobe frontal, a gagné l'insula et le corps strié.

Dès lors, la première période de dix ans, caractérisée cliniquement par l'unique symptôme de l'aphémie, doit correspondre à l'époque où la lésion était encore limitée au lobe frontal.

Jusqu'ici, dans ce parallèle des lésions et des symptômes, je n'ai parlé ni des troubles de l'intelligence, ni de leur cause anatomique. On a vu que l'intelligence de notre malade, parfaitement conservée pendant longtemps, avait décliné notablement à partir d'une époque qui n'a pas pu être déterminée, et qu'elle était fort affaiblie lorsque nous l'avons vu pour la première fois. Nous avons trouvé, à l'autopsie, des altérations plus que suffisantes pour expliquer cet état. Trois circonvolutions frontales sur quatre étaient profondément lésées dans une étendue considérable, presque tout le lobe frontal était plus ou moins ramolli ; enfin toute la masse des circonvolutions des deux hémisphères était atrophiée, affaissée et sensiblement plus molle qu'à l'état normal. On a peine à comprendre que le malade ait pu conserver encore quelque intelligence, et il ne paraît pas probable qu'on puisse vivre bien longtemps avec un pareil cerveau. Je pense, pour ma part, que le ramollissement général du lobe frontal gauche, l'atrophie générale des deux hémisphères, et la méningite chronique générale, ne remontaient pas à une époque fort reculée; je suis disposé à croire que ces lésions sont survenues longtemps après le ramollissement du corps strié, de telle sorte qu'on pourrait subdiviser la seconde période en deux périodes secondaires, et résumer ainsi l'histoire du malade.

	LÉSIONS.	SYMPTÔMES.
Première période (dix ans) :	Ramollissement d'une circonvolution frontale (probablement la troisième).	Aphémie simple.
Deuxième période (onze ans)	a. Propagation au corps strié gauche.	Paralysie croisée du mouvement.
	b. Ramollissement de tout le lobe frontal gauche ; atrophie générale des hémisphères	Affaiblissement de l'intelligence.

Les faits qui, comme celui-ci, se rattachent à de grandes questions de doctrine, ne sauraient être exposés avec trop de détails, ni discutés avec trop de soin. J'ai besoin de cette excuse pour me faire pardonner l'aridité des descriptions et la longueur des discussions. Je n'ai plus maintenant que peu de mots à ajouter pour faire ressortir les conséquences de cette observation.

1° L'aphémie, c'est-à-dire la perte de la parole, avant tout autre trouble intellectuel et avant toute paralysie, a été la conséquence d'une lésion de l'un des lobes antérieurs du cerveau.

2° Notre observation vient donc confirmer l'opinion de M. Bouillaud, qui place dans ces lobes le siége de la faculté du langage articulé.

3° Les observations recueillies jusqu'ici, celles du moins qui sont accompagnées d'une description anatomique claire et précise, ne sont pas assez nombreuses pour qu'on puisse considérer cette localisation d'une faculté particulière dans un lobe déterminé comme définitivement démontrée, mais on peut la considérer du moins comme extrêmement probable.

4° C'est une question beaucoup plus douteuse de savoir si la faculté du langage articulé dépend du lobe antérieur considéré dans son ensemble, ou spécialement de l'une des circonvolutions de ce lobe; de savoir, en d'autres termes, si la localisation des facultés cérébrales a lieu par faculté et par circonvolution, ou seulement par groupes de facultés et par groupes de circonvolutions. Les observations ultérieures devront être recueillies dans le but de résoudre cette question. Il faut pour cela indiquer exactement le nom et le rang des circonvolutions malades, et, si la lésion est très étendue, chercher à déterminer, autant que possible, par l'examen anatomique, le point ou plutôt la circonvolution où le mal paraît avoir débuté.

5° Chez notre malade, le siége primitif de la lésion était dans la seconde ou dans la troisième circonvolution frontale, plus probablement dans cette dernière. Il est donc possible que la faculté du langage articulé siége dans l'une ou l'autre de ces deux circonvolutions; mais on ne peut le savoir encore, attendu que les observations antérieures sont muettes sur l'état de chaque circonvolution prise en particulier, et on ne peut même pas le pressentir, puisque le principe des localisations par circonvolution ne repose encore sur aucune base certaine.

6° En tous cas, il suffit de comparer notre observation avec celles qui l'ont précédée pour écarter aujourd'hui l'idée que la faculté du langage articulé réside dans un point fixe, circonscrit, et situé sous n'importe quelle bosse du crâne; les lésions de l'aphémie ont été trouvées le plus souvent dans la partie la plus antérieure du lobe frontal, non loin du sourcil, et au-dessus de la voûte orbitaire; tandis que chez mon malade, elles existaient bien plus en arrière, et beaucoup plus près de la suture coronale que de l'arcade sourcilière. Cette différence de siége est incompatible avec le système des bosses; elle serait parfaitement conciliable, au contraire, avec le système des localisations par circonvolutions, puisque chacune des trois grandes circonvolutions de l'étage supérieur du lobe frontal parcourt successivement, dans son trajet antéro-postérieur, toutes les régions où ont été trouvées jusqu'ici les lésions de l'aphémie.

NOUVELLE OBSERVATION

D'APHÉMIE

PRODUITE PAR UNE LÉSION DE LA TROISIÈME CIRCONVOLUTION FRONTALE

(Extrait du *Bulletin de la Société anatomique*, novembre 1861.)

Dans la première observation d'aphémie que j'ai communiquée à la Société il y a quelques mois, j'ai décrit une lésion cérébrale assez compliquée, un ramollissement progressif qui avait détruit successivement trois circonvolutions frontales, le lobule de l'insula, le noyau extra-ventriculaire du corps strié, et enfin la circonvolution marginale supérieure du lobe temporo-sphénoïdal. Sachant qu'au début de la maladie, et pendant une longue période de dix ans, le malade avait perdu uniquement la faculté d'articuler les mots, en conservant tout à fait intactes toutes ses autres facultés intellectuelles, sensitives ou motrices, j'ai été conduit à penser que la perte de la parole avait été la conséquence d'une lésion primitivement assez circonscrite, et que l'organe central du langage articulé était probablement celui dans lequel cette lésion avait débuté; pour découvrir cet organe, parmi tous ceux qui étaient lésés au moment de la mort, j'ai cherché quel était le point où l'altération paraissait la plus ancienne, et j'ai trouvé que, selon toute probabilité, la troisième circonvolution frontale, peut-être aussi la seconde, avaient dû être le point de départ du ramollissement.

Je ne me dissimulais pas, toutefois, que l'ancienneté du mal et l'étendue de ses ravages rendaient cette détermination un peu incertaine. J'avais donc laissé planer quelques doutes sur mes conclusions. Le nouveau fait que je présente aujourd'hui à la Société me permettra d'être plus affirmatif. L'aphémie avait débuté brusquement un an et demi avant la mort; la lésion que j'ai trouvée à l'autopsie est parfaitement circonscrite et existe précisément, sans la moindre différence, dans le point où j'avais admis que la lésion avait dû débuter chez mon premier malade.

Observation. — Le nommé Lelong, âgé de quatre-vingt-quatre ans, ancien terrassier, fut porté à l'infirmerie de l'hospice de Bicêtre, service de chirurgie, salle Saint-Prosper, le 27 octobre 1861, pour y être traité d'une fracture du col du fémur gauche.

Cet homme avait été admis dans l'hospice, huit ans auparavant, pour cause de débilité sénile. Il n'avait alors aucune paralysie, il avait conservé tous ses sens, toute son intelligence; mais ses membres, affaiblis par les progrès de l'âge, se refusaient au travail, et sa main, devenue tremblante, ne pouvait plus écrire; jamais d'ailleurs il n'avait su écrire couramment.

Au mois d'avril 1860, pendant les fêtes de Pâques, en descendant un escalier, il s'affaissa tout à coup sur lui-même. On le retint à temps pour l'empêcher de se blesser, mais il paraissait avoir perdu connaissance. Il fut transporté à l'infirmerie, service de médecine, et traité pour une apoplexie cérébrale.

Il fut sur pied en peu de jours. Il n'avait jamais présenté la moindre apparence de paralysie des membres; mais sa fille, de qui je tiens ces renseignements, pensa qu'il avait la langue paralysée. Le fait est que depuis le moment de son accident il avait perdu subitement et définitivement la faculté de parler; il ne prononçait plus que certains mots, articulés avec difficulté; sa démarche était un peu incertaine, mais il ne boitait pas; son intelligence n'avait subi aucune atteinte appréciable; il comprenait tout ce qu'on lui disait, et son court vocabulaire, accompagné d'une mimique expressive, lui permettait d'être compris, à son tour, par les personnes qui vivaient habituellement avec lui.

Cet état se maintint sans changement jusqu'au 27 octobre 1861. Ce jour-là, en montant au lit, il perdit l'équilibre, tomba sur la hanche gauche, et se brisa le col du fémur. Je passe sous silence tout ce qui est relatif à cette fracture.

La paralysie de la langue qu'on nous avait annoncée n'existait pas. Cet organe était bien mobile, il n'était nullement dévié, et offrait la même épaisseur à droite et à gauche. La déglutition se faisait bien ; la vue et l'ouïe étaient conservées ; les membres obéissaient à la volonté, à l'exception du membre fracturé, qui la veille encore était aussi fort que son congénère. L'émission des urines et des matières fécales était régulière ; enfin la sensibilité générale persistait sans altération, et le malade souffrait beaucoup de sa fracture, qui était compliquée d'une assez forte contusion.

Aux questions qu'on lui adressait, cet homme ne répondait que par des signes, accompagnés d'une ou deux syllabes articulées brusquement avec un certain effort. Ces syllabes avaient un sens, c'étaient des mots français, savoir : *oui*, *non*, *tois* (pour trois) et *toujours*. Il y avait un cinquième mot qu'il prononçait seulement quand on lui demandait son nom : il répondait alors *Lelo* pour *Lelong*, qui était son véritable nom.

Les trois premiers mots de son vocabulaire correspondaient chacun à une idée déterminée. Pour affirmer ou approuver il disait *oui*. Pour exprimer l'idée opposée il disait *non*. Le mot *trois* exprimait tous les nombres, toutes les idées numériques. Enfin toutes les fois qu'aucun des trois mots précédents n'était applicable, Lelong se servait du mot *toujours*, qui, par conséquent, n'avait aucun sens déterminé.

Je lui demandai s'il savait écrire? Il répondit *oui*. — S'il pouvait? — *Non*. — Essayez! Il essaya, mais il ne put réussir à diriger la plume.

Les applications qu'il faisait du mot *trois* sont assez curieuses pour être indiquées avec quelques détails. Ce mot était toujours accompagné d'un signe fait avec les doigts, parce que notre malade, sachant que sa langue trahissait sa pensée, rectifiait ainsi par le geste cette erreur involontaire. On me permettra, pour plus de clarté, de rapporter ici quelques-unes de ses réponses.

— Depuis combien d'années êtes-vous à Bicêtre? — *Trois*, et il levait huit doigts.

— Avez-vous des enfants? — *Oui*.

— Combien? — *Trois*, et il levait quatre doigts.

— Combien de garçons? — *Trois*, et il levait deux doigts.

— Combien de filles? — *Trois*, et il levait encore deux doigts.

Tout cela était parfaitement exact.

— Savez-vous lire l'heure à une montre? — *Oui*.

— Quelle heure est-il? — *Trois*, et levait dix doigts. (Il étai dix heures.)

— Quel âge avez-vous? Nous nous attendions à le voi ouvrir huit fois les deux mains, et faire ensuite un appoint d quatre doigts, car nous savions qu'il avait quatre-vingt-quatre ans. Au lieu de cela, il fit seulement deux gestes, en disant *trois*, et je crus un instant qu'il avait perdu la notion des nombres plus grands que dix. Mais l'interne du rang, M. Bernadet, fit une remarque qui nous révéla tout à coup que cet homme savait très bien son âge, et qu'il comptait parfaitement. Au premier geste, il avait levé huit doigts; au second geste, il en avait levé quatre. Cela voulait dire sans doute huit dizaines quatre unités. La chose valait la peine d'être vérifiée; je répétai la question, et il reproduisit exactement les mêmes signes accompagnés du mot *trois*. Et quand il vit que nous avions cette fois compris son langage, il ajouta *oui* avec un signe de tête affirmatif.

Il avait des gestes fort expressifs qui lui permettaient de faire des réponses très intelligibles. Ainsi, il m'a fait connaître sa profession avant qu'on m'eût renseigné sur ce point. « Quel état faisiez-vous avant d'entrer à Bicêtre? — *Toujours*. Et ce disant, il a fait avec ses deux mains le geste d'un homme qui prend une pelle, qui l'enfonce dans le sol, qui la soulève et qui enfin jette une pelletée de terre. — Vous êtes donc terrassier? — *Oui*, avec un signe de tête affirmatif. » Il était effectivement terrassier.

Ses réponses ne nous ont trompés qu'une seule fois. Lorsque nous lui avons demandé depuis combien de temps il avait perdu la parole, il a répondu *trois* en levant huit doigts. Il confondait peut-être la date de son apoplexie avec celle de son entrée à Bicêtre; peut-être aussi voulait-il dire huit mois, ce qui était encore inexact. Nous pensions alors, d'après le rapport de la surveillante, que cet accident datait de troi ans. Ce fut seulement après sa mort que sa fille aînée, en nous donnant la confirmation de ses autres réponses, nous apprit qu'il avait perdu la parole en avril 1860, ce qui faisait dix-huit mois révolus. Je me suis demandé depuis si le geste *huit* n'avait pas été précédé du geste *un*, qui aurait très bien pu passer inaperçu. Cette interprétation me paraît aujourd'hui très probable ; mais, alors même que cette seule et unique fois le malade se serait trompé ou n'aurait pas su s'exprimer, nous en savons assez pour pouvoir affirmer : 1° qu'il comprenait tout ce qu'on lui disait; 2° qu'il appliquait avec discernement les quatre mots de son vocabulaire; 3° qu'il était sain d'esprit; 4° qu'il connaissait la numération écrite, et au moins la valeur des deux premiers ordres d'unités; 5° qu'il n'avait perdu ni la faculté générale du langage, ni la motilité volontaire des muscles de la phonation et de l'articulation, et qu'il n'avait perdu, par conséquent, que la *faculté du langage articulé*.

Il était donc atteint d'*aphémie*, mais cette aphémie différait, à plusieurs égards, de celle que j'avais étudiée chez mon premier malade. Celui-ci n'avait qu'une réponse invariable pour toutes les questions : c'était le monosyllabe *tan*, toujours répété deux fois, et ce mot n'était même pas un mot français; ce n'était pas le dernier débris de sa langue natale : c'était un son de hasard, entièrement dénué de sens. On peut dire, au contraire, que Lelong avait un vocabulaire; outre son nom de famille (*Lelo*), quatre mots, des mots français, avaient survécu au naufrage, et il en tirait tout le parti possible, en donnant à trois d'entre eux des acceptions déterminées. C'étaient donc deux variétés d'aphémie parfaitement distinctes l'une de l'autre. On pouvait supposer, il est vrai, qu'à la longue, par les progrès de son mal, Lelong serait descendu au niveau de l'autre malade. Il y avait, toutefois, une circonstance embarrassante, c'est que, chez ce dernier, l'aphémie avait été, dès le début, aussi complète qu'elle l'était vingt et un ans plus tard au moment de la mort. Le ramollissement cérébral, en se propageant, avait altéré ou aboli des fonctions et des organes divers; n'ayant détruit d'abord qu'une partie peu étendue des circonvolutions frontales, le mal avait fini par creuser dans le lobe antérieur une vaste perte de substance, et l'intelligence du malade avait subi en même temps une atteinte sensible; et pourtant, tandis que tous les autres troubles fonctionnels avaient été en croissant, le seul symptôme de l'aphémie était constamment resté le même. Il était donc permis de se demander si l'aphémie de Tan et celle de Lelong étaient de même nature; il y avait des raisons pour la négative et des raisons pour l'affirmative. J'hésitai, par conséquent, à admettre que le siége de la lésion dût être le même dans le second cas que dans le premier, et j'attendis, sans me prononcer, les résultats de l'autopsie, qui devait être prochaine. Le malade, en effet, s'affaiblissait rapidement; il lui survint des eschares au sacrum, et il mourut le 8 novembre 1861, douze jours seulement après sa chute.

Autopsie. — Les viscères thoraciques et abdominaux ne présentaient rien de remarquable. Je n'ai pas à parler ici de la fracture du col du fémur; je ne parlerai que du cerveau.

Toutes les sutures sont ossifiées. Les parois du crâne sont un peu épaissies, mais ne sont pas plus dures que d'habitude; les os sont sains, ainsi que la dure-mère, qui n'est pas épaissie. Il y a dans la cavité de l'arachnoïde une assez grande quantité de sérosité; la pie-mère n'est ni épaissie ni congestionnée.

L'encéphale entier pèse, avec ses membranes, au sortir du crâne, 1136 grammes, chiffre très inférieur à la moyenne, et à peine égal au poids minimum de l'encéphale des individus *adultes, du sexe masculin*, et *sains d'esprit*. Dans les pesées connues jusqu'ici, ce minimum a été de 1133 grammes. Mais on sait que, chez les vieillards, le poids moyen de l'encéphale diminue d'une manière notable. On verra, en outre, tout à l'heure que l'un des hémisphères avait subi une atrophie assez prononcée. Ces deux causes réunies ont contribué à faire descendre bien au-dessous de la moyenne le poids de l'encéphale de notre malade.

Le cerveau étant placé sur une table, on aperçoit au premier coup d'œil une lésion superficielle qui occupe le lobe frontal gauche, immédiatement au-dessous de l'extrémité antérieure de la scissure de Sylvius. A ce niveau, la surface de l'hémisphère est sensiblement affaissée, et la pie-mère déprimée laisse apercevoir par transparence une collection de sérosité qui occupe en surface une étendue à peu près égale à celle d'une pièce d'un franc. Cette lésion est incomparablement plus circonscrite que celle qui existait sur le cerveau de Tan ; mais, en comparant les deux pièces, on constate que le centre de la lésion est *identiquement le même* dans les deux cas.

Avant d'enlever la pie-mère, je sépare le cervelet, la protubérance et le bulbe, qui pèsent ensemble 142 grammes; puis je divise sur la ligne médiane le cerveau proprement dit, et je pèse séparément les deux hémisphères. Le droit pèse 514 grammes; le gauche ne pèse que 480 grammes. Ce dernier, qui est le siége du mal, est donc inférieur de 34 grammes à l'hémisphère sain. La pesée comparative est répétée après l'ablation de la pie-mère et l'écoulement de la sérosité des ventricules latéraux. L'hémisphère droit pèse alors 487 grammes, le gauche 455 ; différence, 32 grammes au lieu de 34. Cela indique que le foyer du lobe frontal gauche renfermait environ 2 grammes de sérosité. On voit que l'hémisphère gauche a subi une diminution de poids bien plus considérable qu'on n'aurait pu s'y attendre d'après le peu d'étendue de la lésion du lobe frontal. Malgré cela, la consistance de la substance cérébrale est exactement la même des deux côtés ; elle est très ferme et supérieure même à celle que présente ordinairement le cerveau des vieillards. La surface des circonvolutions offre, à droite et à gauche, la couleur la plus normale; on n'a eu aucune difficulté à enlever la pie-mère.

L'hémisphère droit est parfaitement sain dans toutes ses parties, ainsi que le cervelet, le bulbe et la protubérance. Il n'y a de lésions appréciables que sur l'hémisphère gauche.

Dans cet hémisphère, la couche optique, la voûte, le corps calleux, le ténia, le corps strié, les lobes occipital et pariétal, le lobe de l'insula, et les circonvolutions orbitaires qui forment l'étage inférieur du lobe frontal, sont à l'état normal; il m'a paru toutefois qu'à l'union de l'extrémité antérieure du noyau ventriculaire du corps strié avec la substance médullaire du lobe frontal, la consistance du tissu cérébral était légèrement diminuée; mais cette lésion, si c'en est une, est tout à fait indépendante de la lésion principale, dont elle est séparée par une épaisseur considérable de tissu sain. C'est cette dernière lésion que je vais maintenant décrire.

La collection de sérosité située sous la pie-mère, et dont le siége a été indiqué plus haut, occupait une cavité creusée dans la substance des circonvolutions. A ce niveau, la troisième circonvolution frontale, qui longe, comme on sait, le bord supérieur de la scissure de Sylvius, est complétement coupée en travers, et a subi dans toute son épaisseur une perte de substance dont l'étendue paraît être d'environ 15 millimètres. Notre cavité est donc continue en dehors avec la scissure de Sylvius, au niveau du lobe de l'insula. En dedans, elle empiète sur la seconde circonvolution frontale, qui est très profondément échancrée, mais dont la couche la plus interne est respectée dans une épaisseur de 2 millimètres. C'est cette mince languette qui maintient seule la continuité de la deuxième circonvolution frontale. La première est parfaitement saine; la circonvolution frontale transversale ou postérieure qui limite en avant le sillon de Rolando est saine également; enfin les deux circonvolutions malades, dans leurs deux tiers antérieurs, présentent une intégrité complète. On peut affirmer, par conséquent, que chez notre malade l'aphémie a été le résultat d'une lésion profonde, mais très nettement circonscrite, de la deuxième et de la troisième circonvolution frontales, dans une partie de leur tiers postérieur.

Il est certain que cette lésion n'est pas un ramollissement; le tissu cérébral est si loin d'être ramolli sur les parois du foyer, qu'aujourd'hui encore, quoique la pièce ait été plusieurs fois examinée et maniée, la mince languette qui maintient la continuité de la deuxième circonvolution frontale a conservé sa solidité; cela me paraît même indiquer que le tissu cérébral, au voisinage immédiat du foyer, est plus résistant qu'à l'état normal.

D'un autre côté, sur les parois du foyer on aperçoit quelques petites taches d'un jaune orangé qui paraissent d'origine hématique, et l'examen microscopique, fait par mon interne, M. Piedvache, a montré qu'il y avait à ce niveau des cristaux d'hématine. Il s'agit donc d'un *ancien foyer apoplectique*, et l'on n'a pas oublié que notre malade avait perdu la parole subitement dans une attaque d'apoplexie, dix-huit mois avant sa mort.

Cette observation présente des analogies très remarquables avec celle de mon premier malade, et elle est beaucoup plus démonstrative, puisque le mal est ici parfaitement circonscrit. Dans le premier cas, il pouvait y avoir quelque doute sur le siége primitif de la lésion; ce n'était que par une analyse raisonnée des désordres anatomiques qu'on était conduit à reconnaître que l'aphémie avait été le résultat du ramollissement des deux circonvolutions frontales externes; chez mon second malade, au contraire, cette détermination est évidente. Il n'y a eu d'autre symptôme que l'aphémie, d'autre lésion que celle des deux circonvolutions susdites, et il est incontestable que chez cet homme la maladie qui a frappé ces deux circonvolutions a été la cause directe de l'aphémie.

Dans les deux cas, la deuxième circonvolution frontale était beaucoup moins profondément altérée que la troisième; il est permis d'en conclure que celle-ci avait été, selon toute probabilité, le siége principal de la lésion primitive. Deux faits sont peu de chose lorsqu'il s'agit de résoudre une des questions les plus obscures et les plus controversées de la physiologie cérébrale; je ne puis toutefois m'empêcher de dire, jusqu'à plus ample informé, que l'intégrité de la troisième circonvolution frontale (et peut-être de la deuxième) paraît indispensable à l'exercice de la faculté du langage articulé.

Dans ma précédente note, j'avais émis cette pensée que si la doctrine des localisations particulières était un jour reconnue exacte, ce ne serait probablement pas dans des points circonscrits, dans des districts plus ou moins nettement limités, correspondant à des points déterminés de la voûte du crâne, qu'on pourrait localiser les diverses facultés cérébrales; en d'autres termes, j'avais pensé que s'il y avait jamais une science phrénologique, ce serait la phrénologie des circonvolutions, et non la phrénologie des bosses. Je ne cacherai donc pas que j'ai éprouvé un étonnement voisin de la stupéfaction lorsque j'ai trouvé que sur mon second malade la lésion occupait *rigoureu-*

sement le même siége que chez le premier; ce n'étaient pas seulement les mêmes circonvolutions qui étaient malades, elles l'étaient exactement dans le même point, immédiatement en arrière de leur tiers moyen, vis-à-vis du lobe de l'insula, et précisément du même côté (côté gauche). Le siége primitif du mal, par conséquent, correspondait dans les deux cas *au même point de la paroi du crâne.* Je ne me dissimule pas que les partisans de la phrénologie des bosses pourront tirer du rapprochement de ces deux faits un argument favorable à leur système; mais, sans oser me prononcer encore, et sans attacher trop d'importance aux observations trop peu détaillées qui ont précédé les miennes, je ne puis oublier que dans plusieurs des faits publiés on a vu l'aphémie succéder à des lésions qui occupaient principalement (sinon exclusivement) la moitié antérieure des lobes frontaux. Ces faits, parfaitement compatibles avec l'hypothèse des localisations par circonvolutions, paraissent très difficiles à concilier avec le principe des localisations par districts, ou, si l'on veut, par compartiments correspondant à des points invariables de la boîte crânienne. Je suis donc disposé à attribuer à une pure coïncidence l'identité absolue du siége des lésions chez mes deux malades.

Quant à la différence bien manifeste qui existe entre les deux variétés d'aphémie que j'ai décrites dans mes deux observations, différence que j'étais tenté d'attribuer, avant la seconde autopsie, à une différence de siége, je suppose maintenant qu'elle dépendait de la nature des lésions. Chez le premier malade, il s'agissait d'un ramollissement progressif, lésion qui n'est jamais nettement circonscrite; le second n'avait qu'un foyer apoplectique très limité. Il est donc probable que, dans le premier cas, la circonvolution malade était, dès l'origine, altérée dans une étendue plus considérable. On peut comprendre ainsi, jusqu'à un certain point, pourquoi l'aphémie était plus complète et plus grave chez cet homme qu'elle ne l'était chez celui dont je viens de rapporter l'observation

Paris. — Imprimerie de L. Martinet, rue Mignon, 2.

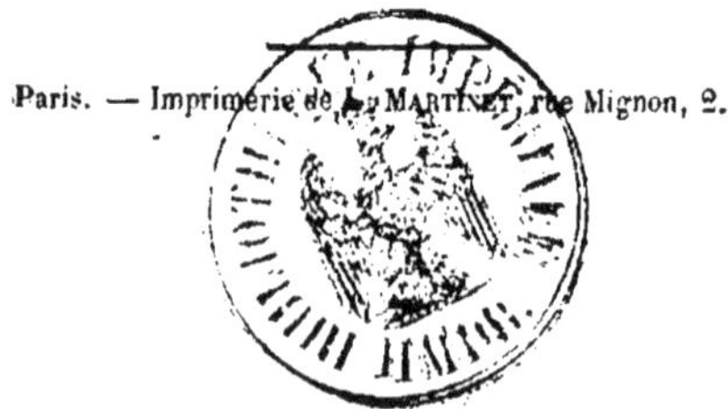

www.ingramcontent.com/pod-product-compliance
Ingram Content Group UK Ltd.
Pitfield, Milton Keynes, MK11 3LW, UK
UKHW021039180726
13838UKWH00004B/1891

9 782329 441641